confrontando
Disfunción eréctil
De frente

Síntomas, causas y tratamiento

Dra. Sheila Harrison

Descargo de responsabilidad

Este contenido sirve para proporcionar información general sobre la enfermedad y tiene como objetivo capacitarlo para buscar asistencia médica inmediata si es necesario para prevenir complicaciones. Es fundamental recalcar que esta información no sustituye la consulta a un médico calificado. El campo de la ciencia médica evoluciona continuamente y, debido a la naturaleza dinámica del conocimiento médico, recomendamos buscar asesoramiento de expertos si encuentra alguna inconsistencia o tiene la intención de tomar medidas basadas en la información de este contenido. Nunca ignore la orientación médica profesional ni retrase el tratamiento basándose en algo que haya leído en línea, incluido este material, o de cualquier otra fuente en línea. Recuerda siempre que Internet no puede curarte; más bien, la curación se produce a través de la guía de profesionales médicos y la providencia de Dios.

Tabla de contenido

Descripción general

La incapacidad de mantener una erección durante la actividad sexual se conoce como disfunción eréctil (DE). La disfunción eréctil no sólo puede afectar a los hombres, sino que, si no se trata, puede dañar gravemente la capacidad de la pareja para tener intimidad. Aquí encontrará las opiniones de los especialistas sobre el tema, a menudo ignorado, de la salud del hombre.

– reconocer, obtener atención médica y solucionar el problema.

"Es una cosa de hombres: una conversación por debajo del cinturón", un cónclave en línea organizado por Boston Scientific, tenía como objetivo normalizar la narrativa tan necesaria que rodea a la disfunción eréctil.

- El 10% de los hombres padece DE antes de los 40 años, mientras que el 50% de los hombres mayores de 40 años la padecen.

- Los hombres con diabetes también padecen DE en el 40% de los casos.

- La obesidad, el alcoholismo y el tabaquismo son variables del estilo de vida que contribuyen a los trastornos alimentarios.

- Antes de consultar al experto o al médico adecuado para la disfunción eréctil, la mayoría de los hombres optan por autotratarse y confiar en remedios y suplementos a base de hierbas. Se necesitan unos cuatro años para hacer esto.

- Sólo uno de cada tres hombres con disfunción eréctil busca tratamiento.

- La disfunción eréctil provoca que entre el 20% y el 30% de los matrimonios terminan en divorcio.

Estos impactantes números y hechos se dieron a conocer al comienzo del Cónclave para preparar el terreno para que los especialistas identificaron las probables raíces del problema, proporcionan una explicación comprensible de la situación y abordarán los aspectos fisiológicos, psicológicos, sociológicos y médicos del problema.

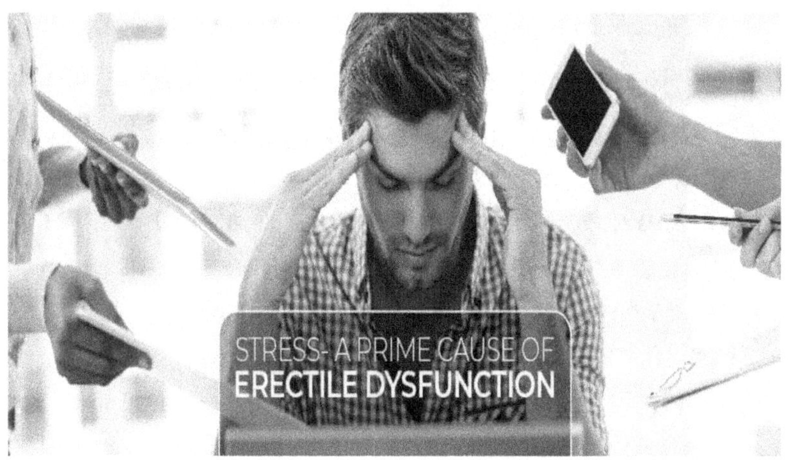

Sección 1

¿Qué es la disfunción eréctil (DE)?

La impotencia, también conocida como disfunción eréctil (DE), es la incapacidad de usted o su pareja de mantener una erección lo suficientemente fuerte como para participar en una actividad sexual. La eyaculación precoz o la incapacidad de mantener una erección el tiempo suficiente para que ambas personas puedan realizar una actividad sexual satisfactoria puede ser la causa de la disfunción eréctil. No lograr una erección más del 50% del tiempo puede indicar disfunción eréctil, aunque no siempre es así. La causa podría ser varias cosas, incluido el estrés, la bebida o daños o malformaciones en los vasos sanguíneos del pene.

La disfunción eréctil puede ser una enfermedad crónica o transitoria. Se estima que el 10% de los hombres experimentan DE durante un período prolongado, y generalmente afecta a personas mayores de 40 años. Según un estudio realizado en los Estados Unidos, aproximadamente el 52% de los hombres sufren DE de alguna manera, y el porcentaje de hombres que tienen DE en general aumenta del 5 al 15% entre las edades de 40 y 70 años. Aunque la disfunción eréctil es más común en adultos mayores, puede afectar a hombres jóvenes.

La disfunción eréctil puede provocar una pérdida de intimidad entre las parejas. Sin embargo, la mayoría de los hombres no reciben tratamiento por miedo a la vergüenza o por los estigmas sociales hacia la disfunción eréctil. El tratamiento de la DE debe normalizarse, ya que la DE también puede ser un signo de otras afecciones médicas subyacentes que no se detectan.

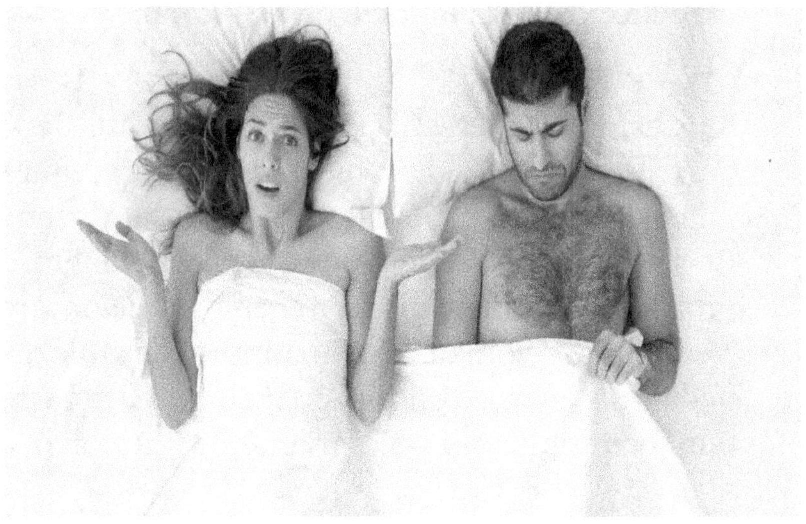

Sección 2

Síntomas de la disfunción eréctil (DE)

Comprender la disfunción eréctil y sus síntomas

Los principales síntomas de la disfunción eréctil son la incapacidad de lograr y mantener una erección durante las actividades sexuales, así como la reducción de la libido o deseo sexual.

La disfunción eréctil (DE) es sólo un término descriptivo para un problema con la erección y no una etiqueta, un diagnóstico o un estigma. Recuerde que alguien que no tiene ningún otro problema también puede tener disfunción eréctil. Necesitamos comenzar por comprender que no hay nada de qué avergonzarse o preocuparse, y tampoco significa necesariamente que algo ande mal.

Un problema de erección, que es lo que es, podría ocurrirle a cualquier persona joven, simplemente porque estaba ansioso, tenso, mal informado o estaba tratando de impresionar a una nueva pareja, por lo que podría tener disfunción eréctil debido a la ansiedad por el desempeño. También podría ocurrir en hombres de mediana edad que tampoco tienen un problema real, pero están estresados, tienen tensión laboral, presión laboral y llegan a casa muy cansados. Y podría suceder en hombres mayores que tienen un problema físico real debido a diabetes, hipertensión, colesterol alto, tabaquismo, todos los cuales comprometen el flujo sanguíneo.

Algunos otros síntomas pueden incluir tener una erección fuera de las actividades sexuales, pero no durante; e incapacidad para mantener una erección durante la masturbación.

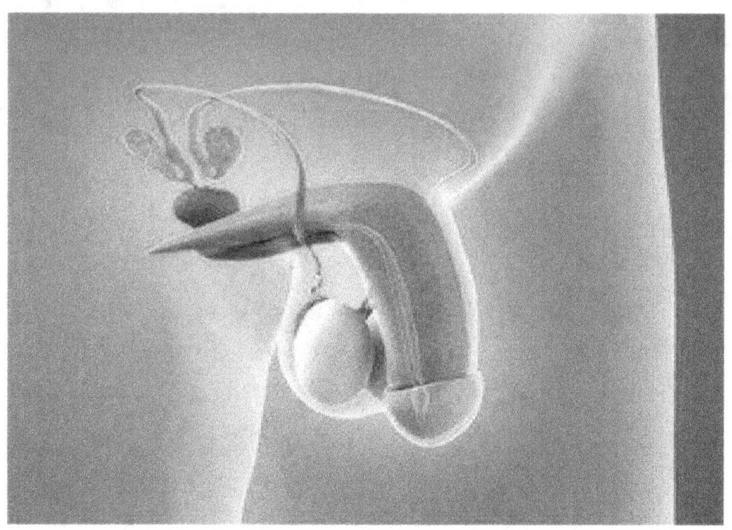

Sección 3

Causas de la disfunción eréctil (DE)

Se necesita paciencia y experiencia para encontrar la causa correcta de la disfunción eréctil. "Es un problema complejo porque surge de la interacción defectuosa de la mente, los nervios, las arterias, la esponja corporal, las venas y la influencia de las hormonas. Puede ser tanto fisiológico u orgánico como psicológico.

Escuchar a los pacientes para llegar a la raíz del problema es clave, que es adentrarse en los agujeros de lo que está pasando en la vida de un individuo. Y eso ayuda a hacer un diagnóstico adecuado. Lo más importante que se puede hacer con el paciente es dedicar tiempo a escuchar sus problemas.

En la mayoría de los casos, el pene del hombre se convierte en el fenómeno de la pareja o de la pareja. ¿Las mujeres se ofrecen para ayudar a sus parejas a trabajar en la disfunción eréctil para que la pareja pueda llevar una vida más plena? Cuando eso suceda, más tarde se dará cuenta, a partir de su historia detallada y sus hallazgos, de que está ocurriendo o no un problema peculiar dentro de la relación que está afectando la erección. Los pacientes con DE también deben saber que, incluso si tienen un problema con la DE, eso por sí solo debería enviar una señal de unidad con ellos.sus socios de ahí que intenten solucionar este problema junto con sus socios. Eso es mucho apoyo y ese estímulo ciertamente ayuda al cliente.

Hay varias razones por las que puede ocurrir la disfunción eréctil, y no se debe sólo a factores psicológicos como el estrés o la depresión. Estos pueden incluir:

- Aterosclerosis (vasos sanguíneos bloqueados)
- Diabetes mellitus
- Hipertensión
- Daño a la médula espinal.
- Trauma físico
- Esclerosis múltiple
- Alcoholismo
- fumar frecuentemente
- Mustabación frecuente
- Testosterona baja
- desequilibrio hormonal
- Efectos secundarios de ciertos medicamentos.
- Efectos de la cirugía
- Abuso de drogas

- Parkinson

- Colesterol alto

- Tensión relacionada con el trabajo, presión laboral.

- Ansiedad por información errónea: intentar impresionar a un nuevo socio

- La obesidad aumenta los riesgos.

Haber experimentado cualquiera de estos no significa que tendrá disfunción eréctil, pero presentan un mayor riesgo de padecerla.

La DE puede ser un signo de una complicación médica subyacente que puede estar presente. Por lo general, se realizará un diagnóstico exhaustivo para determinar si esto es cierto.

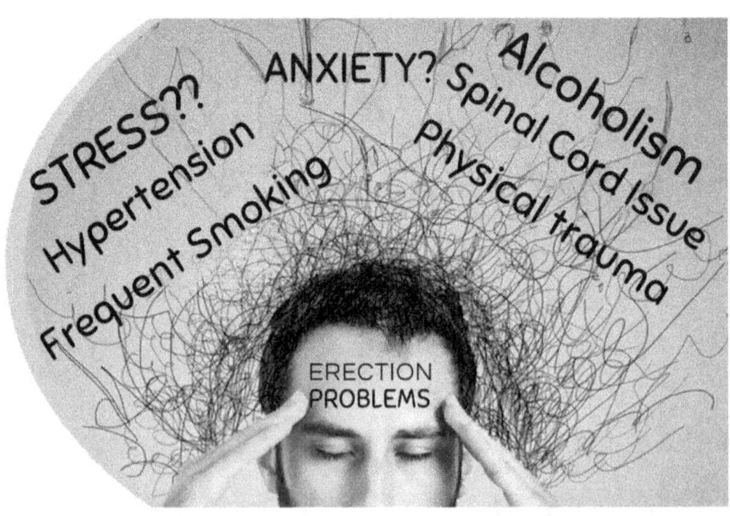

Sección 4

Factores de riesgo de disfunción eréctil

La obesidad aumenta los riesgos

Según un estudio, alrededor del 30% de las personas obesas que buscan ayuda para controlar el peso indican problemas con el deseo sexual, el deseo, el rendimiento o los tres. Entonces, supongamos que una persona desea tener una mejor vida sexual. En ese caso, el objetivo de salud debería ser reducir ese peso extra y mantener un peso ideal porque, al fin y al cabo, la obesidad es una barrera para disfrutar plenamente de la experiencia sexual.

Se considera que una persona es obesa cuando su peso real es un 20% superior al peso ideal (según la altura). La obesidad es uno de los desafíos de salud más importantes a nivel mundial, especialmente en los países desarrollados. Es la causa fundamental de la mala salud. El sobrepeso aumenta el riesgo de enfermedades cardíacas, diabetes, hipertensión, accidentes cerebrovasculares, osteoartritis y cánceres como el de colon, páncreas, estómago y mama. Desafortunadamente, la obesidad puede ser restrictiva física y psicológicamente, impidiendo así la intimidad y afectando negativamente la vida sexual.

Destacando algunos problemas médicos y de estilo de vida en la vida diaria que contribuyen a la disfunción eréctil en términos de capacidad humana, no perdamos de vista el hecho de que el sexo es mejor cuando estás en la cima de tu salud, entonces tienes el mayor impulso, el mayor energía, mayor capacidad. A medida que su salud general disminuye, sus capacidades sexuales disminuyen, aunque ese deseo pueda estar ahí. Entonces, el ejecutivo de mediana edad que tiene sobrepeso, no hace ejercicio, come demasiada azúcar y fuma 10 cigarrillos al día tendrá un problema sexual inducido por su estilo de vida.

Diabetes e hipertensión

Es imperativo darse cuenta de que la diabetes afecta los nervios, los vasos sanguíneos pequeños, los vasos sanguíneos grandes, el sistema endocrino y pre dispondrá a los hombres a problemas de erección. Lo mismo ocurre con la hipertensión. Tanto la hipertensión como los medicamentos consumidos para controlar la hipertensión podrían causar disfunción eréctil.

Estrés, Ansiedad y Depresión

El estrés, la ansiedad, la depresión y los problemas de salud mental se han agravado durante la pandemia y eso se suma a los problemas de intimidad. Estos contribuyen significativamente y empeoran la situación del hombre moderno, mientras que su capacidad disminuye. Lo que lo empeora es la aceptación del hecho de que a menudo las personas se niegan a creer que están deprimidas, ansiosas y estresadas.

El estrés juega un papel importante en las relaciones de un individuo, causando muchos problemas en las relaciones que luego causan muchos problemas sexuales.

Sección 5

Diagnóstico de la disfunción eréctil (DE)

Su profesional de atención puede hacerle una serie de preguntas relacionadas con su historial médico y sexual o el de su pareja. Estos pueden incluir preguntas sobre los medicamentos que usted o su pareja están tomando actualmente, las condiciones médicas que cualquiera de ustedes pueda tener y el nivel de satisfacción de la actividad sexual. Puede resultar bastante embarazoso entrar en detalles, pero este es el primer paso para ayudar a remediar la situación. El Índice Internacional de Función Eréctil (IIEF) es un tipo de cuestionario que se puede utilizar en el diagnóstico para formular algunas de estas preguntas.

También se puede realizar un examen físico si el médico lo considera necesario. Esto puede ayudar a identificar la posible causa de la disfunción eréctil y ayudarles a informarles qué prueba de seguimiento se necesita a continuación o si podría ser necesario discutir un plan de tratamiento.

Hay otras pruebas que también se pueden considerar, como análisis de sangre y ecografías. Estas pruebas no sólo investigan la causa de la disfunción eréctil sino que también pueden arrojar luz sobre afecciones médicas subyacentes que requieren atención médica. Su médico le informará si este es realmente el caso. Por lo general, estos se realizan sólo si su médico tiene una sospecha razonable de que puede haber un problema médico subyacente que amerita una investigación más profunda.

Es posible que se necesite una evaluación psicológica si la causa de la disfunción eréctil no se debe a una afección médica. Su médico evaluará cuidadosamente los factores psicológicos que podrían estar influyendo en el rendimiento. Incluso puede tratarse de un caso de ansiedad por el desempeño, debido al estrés, la baja autoestima o la vergüenza. Luego, su médico podrá decidir si necesitará asesoramiento para el tratamiento de seguimiento.

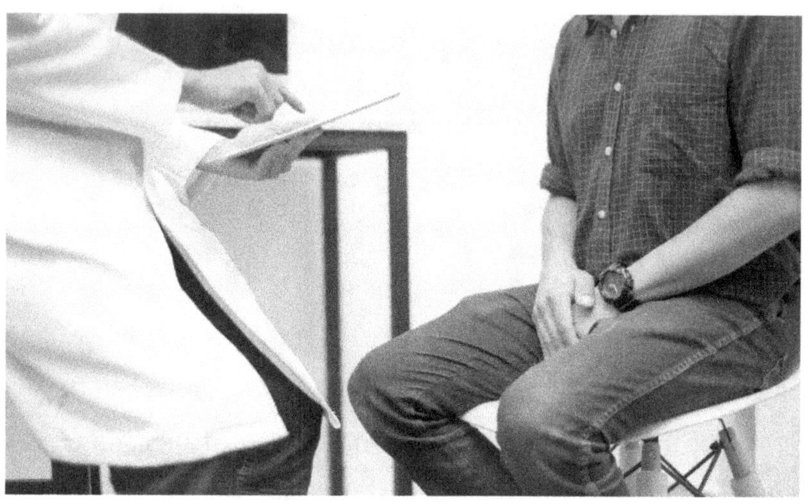

Sección 6

Tratamiento de la disfunción eréctil (DE)

Una vez que se determina la causa, el tratamiento puede ser muy beneficioso. "En la disfunción eréctil orgánica, se necesitan medicamentos a largo plazo, como ocurre con cualquier otra enfermedad que surja de una disfunción endotelial como la diabetes o una enfermedad cardíaca. Pero en la mayoría de los casos, debido al estigma y la ignorancia, los pacientes se niegan a buscar ayuda y prefieren la automedicación y el tratamiento asistido por Google que puede hacer más daño que bien.

Pero después de que un médico haya examinado su historial médico y sexual, decidirá cuál será el mejor plan de tratamiento para usted o su pareja, con sus beneficios y riesgos asociados.

Medicación oral

La pastilla es un arma de doble filo. Aquellos que exploran la automedicación en tales casos están perdiendo la posibilidad de descubrir por qué tienen el problema y resolver la causa raíz del problema. Por otro lado, los medicamentos recetados funcionan muy bien, pero la persona se resiste a tomarlos porque tiene miedo de que le haga daño. Quiero asegurarles a los hombres y a sus parejas que usar estos medicamentos correctamente no es peligroso. No dañan el corazón, los riñones o el hígado y pueden tomarse a largo plazo.

Medicamentos como sildenafil (también conocido como Viagra), tadalafilo (Cialis, Adcirca) y vardenafil (Levitra, Staxyn) se usan generalmente para tratar la disfunción eréctil. Mejoran los efectos del óxido nítrico, una sustancia química natural que produce el cuerpo para relajar los músculos del pene, aumentar el flujo sanguíneo y permitirle a usted o a su pareja tener una erección.

De hecho, Viagra (Sildenafil) se descubrió originalmente en un laboratorio de Pfizer mientras investigaba un medicamento para la angina cardíaca. Por lo tanto, no deben tomarlo hombres que usan medicamentos para la angina (como Sorbitrate), ya que el medicamento tendrá un efecto multiplicador. De lo contrario, los hombres que toman antihipertensivos o medicamentos para la diabetes pueden tomarlo de forma segura, siempre que estén en buena forma física para tener relaciones sexuales.

Pero debido a esa limitación, la gente no ha entendido el punto, pensando que es malo para el corazón, los riñones y el hígado, lo cual en realidad no es cierto.

Tomar estos medicamentos aún requerirá estimulación sexual para producir una erección y no son afrodisíacos que estimulen el deseo sexual. Asegúrese de que usted o su pareja sigan las instrucciones de la prescripción en todo momento para evitar efectos secundarios no deseados.

Los efectos secundarios pueden incluir enrojecimiento, congestión nasal, dolores de cabeza e indigestión. La dosis la determinará su médico, pero consulte siempre con él si experimenta efectos secundarios con frecuencia o si el medicamento no tiene ningún efecto. Si usted o su pareja tienen una erección que dura más de 4 horas, busque atención médica de inmediato.

No se deben tomar medicamentos orales si actualmente se está tomando medicamentos con nitrato utilizados para tratar el dolor de pecho o la angina, ya que pueden provocar hipotensión (presión arterial anormalmente baja) que puede ser peligrosa. Usted o su pareja también deben evitar tomar estos medicamentos si alguno de ustedes tiene una afección relacionada con el corazón.

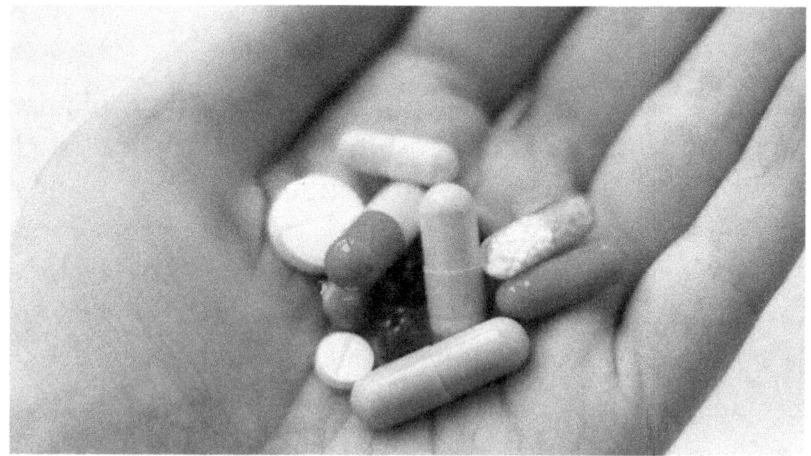

Medicamentos no orales

En el caso de que no pueda tomar medicamentos orales, existen otros medicamentos que se pueden recetar para tratar la disfunción eréctil. Uno de esos medicamentos es el alprostadil, que se puede recetar en forma de autoinyección, un supositorio uretral (un tipo de medicamento que se inserta en el cuerpo, donde se disuelve) o una crema tópica.

La autoinyección requiere una inyección de alprostadil (a veces mezclado con otros medicamentos) con una aguja fina en la base o el costado del pene. Cada inyección produce una erección que no dura más de una hora. En cuanto al supositorio, se coloca un pequeño supositorio de alprostadil en la uretra del pene mediante un dispositivo especial. La erección suele comenzar en 8 a 10 minutos y puede durar entre 30 y 60 minutos.

Sin embargo, los efectos secundarios de cualquiera de los métodos pueden resultar dolorosos para usted o su pareja. Algunos efectos secundarios incluyen sangrado leve por autoinyección o en la uretra usando el supositorio; o incluso la formación de tejido fibroso en el interior del pene. Algunas personas con afecciones cerebrales o sanguíneas pueden incluso experimentar mareos y presión arterial alta.

Las cremas tópicas de alprostadil son un método menos invasivo que simplemente requiere la aplicación de una crema médica en el pene.Un estudio ha descubierto que la crema tópica es una forma más segura e indolora de tratar la disfunción eréctil, especialmente para quienes no pueden tomar medicamentos orales.

La terapia de reemplazo de testosterona también es otra consideración para tratar la disfunción eréctil. Si la disfunción eréctil es causada por niveles bajos de testosterona, se recomendará esto para tratarla. Puede ayudar a mejorar la energía, el estado de ánimo y la densidad ósea del hombre, así como a aumentar la masa muscular y el peso, y mejorar el deseo sexual. Esto sólo se recomienda para hombres con niveles bajos de testosterona, ya que aquellos con niveles normales pueden experimentar efectos secundarios como un agrandamiento de la próstata.

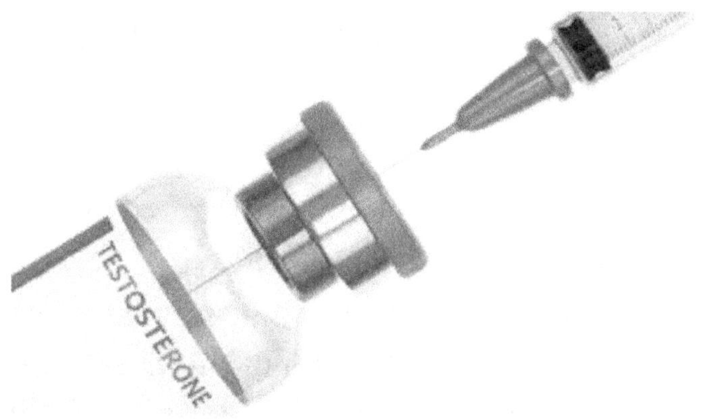

Ayudas mecánicas

Esto se refiere a dispositivos médicos aprobados para el tratamiento de la disfunción eréctil. Uno de esos dispositivos es una bomba de pene (dispositivo de constricción/erección por vacío). Básicamente, este dispositivo es un tubo hueco en un extremo y una bomba manual o alimentada por batería en el otro. El dispositivo funciona colocando el pene dentro del tubo y luego accionando la bomba para succionar el aire dentro del tubo. Esto crea un vacío dentro del tubo que atrae sangre hacia el pene y provoca una erección. Una vez hecho esto, se desliza una banda (o anillo tensor) alrededor del pene desde el tubo para mantener la erección antes de retirar la bomba. La banda puede permanecer colocada hasta por 30 minutos; Después de la actividad sexual, puedes quitarte la banda.

Si bien esta es una forma eficaz de tratar la disfunción eréctil, todavía existen complicaciones que pueden surgir de su uso. Por un lado, algunos se quejan de que la bomba para el pene es engorrosa e incómoda de usar. Otros descubren que su pene se lastima al usarlo y se desaniman por el hecho de que la eyaculación está restringida debido a la banda.

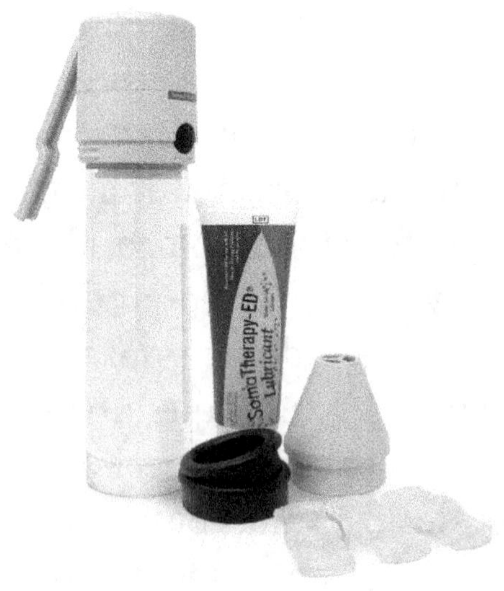

Implantes de pene

Este tipo de tratamiento implica una cirugía para insertar dispositivos en ambos lados del pene, que le permiten manipularlos para producir una erección. Los dos tipos más comunes de implantes son las prótesis inflables o las prótesis maleables/semirrígidas.

El implante inflable consta de una bomba y dos cilindros inflables. La bomba suele estar situada en el escroto. Al manipular la bomba, se libera una solución salina en los cilindros (colocados dentro de las cámaras de erección del pene) y provoca una erección. Una válvula de desinflado eliminará la solución de estos cilindros para desinflar el pene después de la actividad sexual.

El implante semirrígido consta de varillas flexibles que se insertan en las cámaras de erección del pene, que luego pueden manipularse para producir una erección o revertirla.

Los índices de satisfacción de los hombres que recibieron un implante de pene son muy favorables. A pesar de esto, los implantes de pene se consideran una medida de último recurso donde todas las demás formas de tratamiento no funcionan. Los efectos secundarios de los implantes pueden ser peligrosos, ya que una infección es la causa más común de falla de los implantes. La rotura también puede ser un problema importante que requerirá atención médica inmediata.

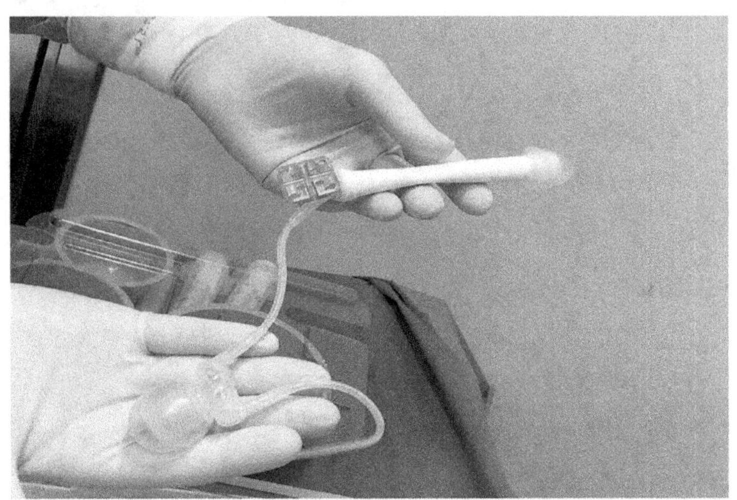

Asesoramiento psicológico

La terapia es un método de tratamiento eficaz para la disfunción eréctil si es causada por una angustia emocional o psicológica subyacente y no por una afección médica. Un consejero autorizado puede ayudarle a aliviar el estrés emocional que pueda estar experimentando, a veces junto con su pareja para comunicarle cómo se siente.

Está perfectamente bien si hay algo de vergüenza sobre el tema, pero usted o su pareja no deben seguir ocultándolo ni evitando el problema. La falta de comunicación sólo sirve para romper cualquier medida de confianza entre las parejas y prolongar la agonía de tener disfunción eréctil. Resuelva sus ansiedades, dudas y miedos con el consejero y vea qué se puede hacer para aliviarlos. Existe una amplia gama de métodos de terapia que le ayudarán a comunicar sus necesidades a su pareja o a encontrar un nuevo significado en su relación.

En el asesoramiento psicológico, la mayoría de los expertos siguen un fenómeno simple: tienen en cuenta una historia sexual y de relaciones detallada. Eso da una visión más amplia de cuál puede ser la causa.

- ¿Es una causa orgánica?
- ¿O es algo que debe ser una causa psicológica?
- ¿Es una causa social o es absolutamente un problema de relación con el que estamos lidiando?

Cuando las causas son orgánicas, se deriva al paciente a un médico especializado en ese campo, ya sea cardiólogo o andrólogo, y si es una causa psicológica, se deriva al psiquiatra o sexólogo clínico para profundiza más en los detalles para determinar si el individuo tiene disfunción eréctil primaria o es ansiedad, depresión, drogas, alcohol o, a veces, un problema de pareja. "La pareja debe sufrir algún tipo de vaginismo o trastorno del deseo o depresión, lo que lleva a la disfunción eréctil. El psiquiatra o sexólogo clínico trata de averiguar si la pareja tiene un problema de relación. Si hay alguno, entonces en estos pacientes se analiza de manera integral las tres partes del triángulo: el individuo, la pareja y la relación", añade el Dr. Shyam.

La disfunción eréctil se ha convertido en un término general para diversos problemas que los hombres pueden tener en la mayoría de los casos. "Podría ser un problema de libido, lo que significa que no siente la necesidad de tener relaciones sexuales, o puede tener un problema de excitación, no se siente atraído por su pareja, o puede tener un problema de erección, lo que nuevamente, tal vez sea un problema con conseguir o mantener una erección. Y luego, a veces, puede tener problemas con el orgasmo precoz o la eyaculación precoz. Cada una de estas afecciones tiene diferentes causas y tratamientos, pero todas están incluidas bajo el término general DE, lo cual no es el caso.

La disfunción eréctil es uno de los casos de quejas más comunes en la mayoría de los centros de salud, pero la mayoría de los pacientes son bastante reacios a hablar de ello, pero la comodidad ha aumentado a lo largo de la década a medida que esta tendencia está cambiando gradualmente. La mayoría de los pacientes tienen DE psicógena, que generalmente resulta de percepciones falsas o fallas en la intimidad debido a la ansiedad y la educación sexual deficiente. Por lo general, lo único que necesitan muchos pacientes es asesoramiento y algunos medicamentos para infundir confianza. En pacientes con disfunción eréctil psicógena, el problema es curable si la intervención se realiza a tiempo. Después de un par de semanas o meses, la mayoría de los pacientes no necesitarán ningún tratamiento.

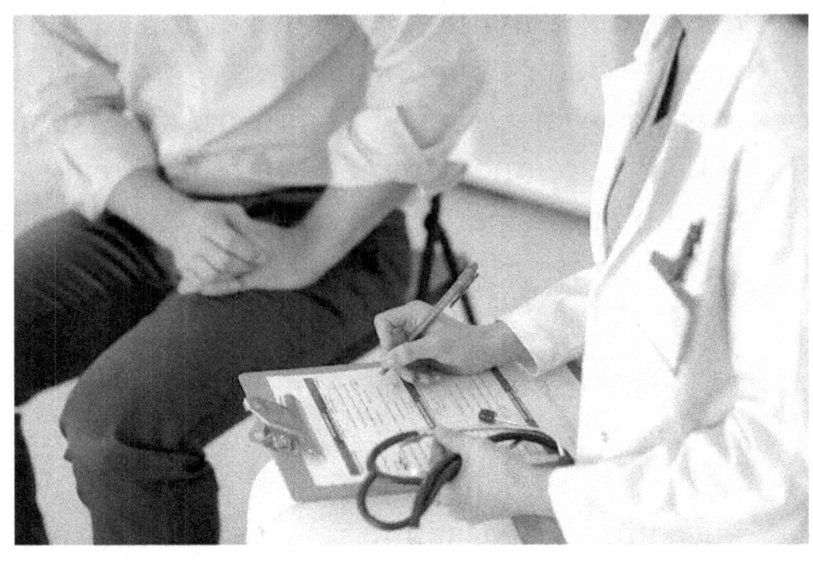

Sección 7

Prevención de la disfunción eréctil (DE)

Si bien algunos casos de disfunción eréctil son inevitables, existen formas de evitar que alguna vez le ocurra la disfunción eréctil. La mayoría de estos implica realizar cambios importantes en el estilo de vida que mejorarán su bienestar. Éstas incluyen:

- Llevar una dieta sana y equilibrada
- Dejar de fumar
- Ejercicio regular
- Evite el abuso de drogas
- Reducir el consumo de alcohol
- Siga su horario de medicamentos
- Comunicar tus sentimientos con tu pareja

No haga balance inmediatamente de las afirmaciones de que la medicina alternativa es capaz de curar la disfunción eréctil, ya que muchas curas alternativas pueden basarse en pura especulación. Sin ensayos clínicos adecuados que demuestren su eficacia, tomar estas curas puede ser peligroso para su salud. Siempre consulte a un profesional médico autorizado si está considerando tomar algún tipo de suplemento.

Una conversación abierta sobre la actividad sexual con su pareja y su médico es un primer paso importante para combatir la disfunción eréctil.

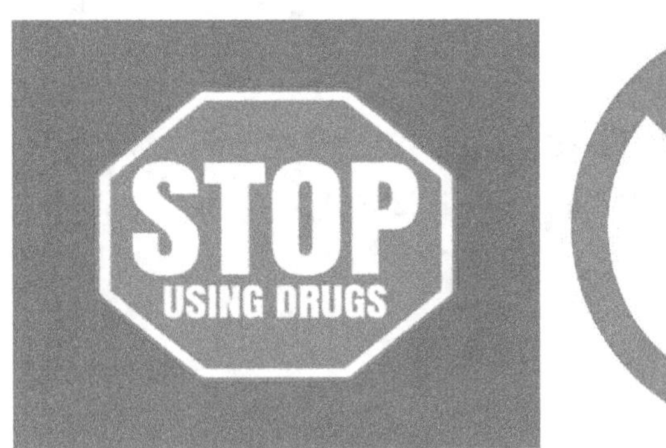

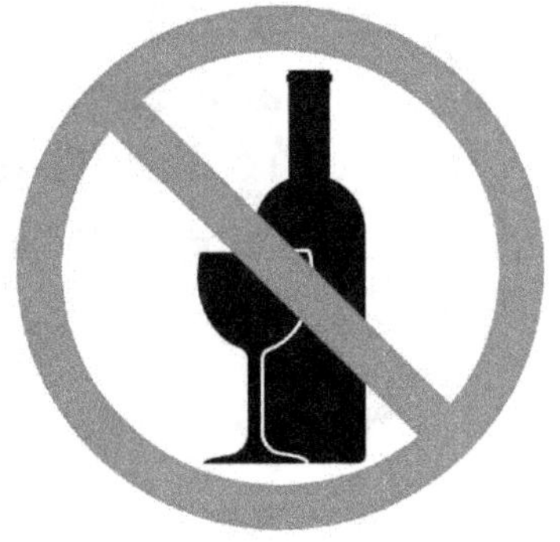

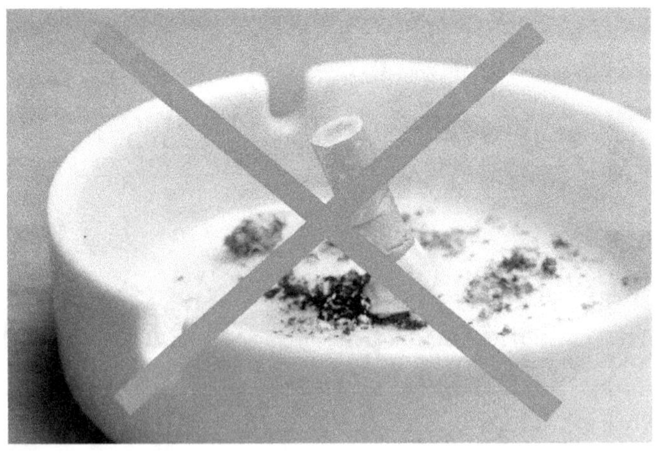